# Banda Gástrica Virtual

## Un cambio de vida

Granya González Gruber

Banda Gástrica Virtual. Un cambio de vida

Granya González Gruber. 2da edición

Copyright, ISBN-13: 978-1543249606

ISBN-10: 1543249604

Hecho en E.U.A.

# ÍNDICE

# PRÓLOGO

Nada más oportuno para las personas con sobrepeso, obesidad, síndrome metabólico, hipertensión arterial, dislipidemias y diabetes que esta publicación, la cual representa un importante aporte para dar a conocer una conducta terapéutica: **La Banda Gástrica Virtual.** Con frecuencia dicha alternativa es desconocida o ignorada por la mayoría de los profesionales de la salud y de las personas afectadas por estas condiciones, que en algunos casos pueden ser frustrantes, desbastadoras, y hasta incapacitantes a pesar de la gama de recursos terapéuticos existentes, para la mayoría de estas patologías, si no se logra corregir el exceso de peso.

Sin embargo, aquellos que hemos tenido experiencia exitosa en algunos de nuestros pacientes, con del uso de esta técnica, y/o hemos escuchado de otros casos en forma anecdótica o de otros colegas y pacientes, la vemos como una excelente herramienta de terapéutica , para los casos seleccionados.

En general los médicos, otros profesionales de la salud

y hasta algunos pacientes son escépticos, no admiten o rechazan la idea del beneficio de otra posibilidad de tratamiento que no sea la de la medicina tradicional, la medicina Basada en la Evidencia, o en las recopiladas en los meta análisis, es decir estadísticamente demostrable su efectividad terapéutica, después de haber agrupado y revisados los estudios de investigación más relevantes en un área y especialidad.

Indudablemente, los avances en el desarrollo de nuevas moléculas para el tratamiento de enfermedades metabólicas como la diabetes, las dislipidemia, los trastornos nutricionales aportan un beneficio incuestionable en el tratamiento de los pacientes afectados por estas condiciones patológicas. No obstante, al ser la obesidad un grave problema de salud pública, que ha adquirido un carácter epidémico a nivel nacional y mundial, que afecta tanto adultos como niños y adolescentes, que en la actualidad no disponemos de fármacos eficaces que no permitan la re ganancia de peso y estén carentes de efectos adversos importantes, que no todos los pacientes son candidatos a otro tipo de tratamiento como la cirugía Bariátrica, **La Banda Gástrica Virtual** ayuda a lograr el cambio de conducta alimenticia y así obtener el beneficio de la pérdida de peso corporal.

En la última década, la mayoría de los medicamentos

para la obesidad y control de peso han sido retirados del arsenal terapéutico algunos antes o a corto plazo de haber sido aprobados, debido a los efectos adversos que presentan y ponían en riesgo la salud y hasta la vida del paciente.

Recientemente nuevos medicamentos ha sido aprobados, estos ameritan prescripción médica y además las organizaciones regulatorias han informado sobre nuevos efectos adverso, por lo que de nuevo alerta en su prescripción es mandataria y su indicación es por corto tiempo. Estos medicamentos, al momento de la publicación de este libro no se encuentran disponibles en nuestro país.

Granya, en su libro, hace un recorrido describiendo la dinámica de su encuentro con los que buscan la esperanza del cambio, de la futura transformación, transformación añorada por mucho tiempo.

También define el método terapéutico utilizado: Hipnosis y Reprogramación Subliminal , describe la técnica y habla de los momentos vividos en esos encuentros, de los resultados, testimonios y agradecimientos de tantos casos tratados.

En una entrevista de televisión, Granya verbaliza (copio textualmente) *que su técnica consiste en trabajar el poder de la mente, que el sobrepeso del cuerpo human solo se rebaja modificando el pensamiento y reprogramando la mente; y eso es precisamente lo que hace con la hipnosis. Situar una banda gástrica imaginaria.*

El uso terapéutico de la BGV jamás suplantara la medicina tradicional, de la medicina que científicamente a demostrado sus beneficios, por el contrario amplia las posibilidades de tratamiento de las personas con sobrepeso, obesidad, síndrome metabólico, diabetes y dislipidemias.

Este libro abre una puerta a la frustración y fracaso terapéutico por el que tenemos que andar a diario los médicos, nutricionistas y otros profesionales de la salud en el largo y tortuoso camino de la mayoría de los pacientes obesos. Se que motivara a los colegas a indagar, conocer y profundizar en esta técnica por el beneficio de los pacientes obesos.

Esta primera edición es la prueba del empeño de seguir ayudando y trabajando en un campo para muchos desconocido.

¡Buena suerte amiga! Que sigan los éxitos.

Caracas, abril de 2014

Dra. Nancy Salaverria de Sanz

# AGRADECIMIENTOS

- A **Rita Margolis**: terapeuta autorizada BGV - México. Gracias a ella conocí esta técnica en México, cuando estuve allí de visita en ocasión del nacimiento de mi nieto. Fui a su consultorio, donde me hizo la BGV, y quedé totalmente motivada. Entonces me dio toda la información para que me formara posteriormente con Armando Scharovsky

- A **Armando Scharovsky**: pionero de la Banda Gástrica Virtual – Latino-América e Ibero-América. En mayo de 2017 cumplí 9 años de haberme formado con él. Para mí es un orgullo haber sido la primera en emplear esta técnica en Venezuela, donde he trabajado solamente en compañía de mi equipo, manteniendo mi individualidad para preservar mi compromiso de respeto, credibilidad y confianza con todos mis pacientes.

- A **Sheila Granger**: pionera de la técnica de BGV en el Reino Unido y Europa.

- A **D.A. (Doc) Brady**: Presidente del National Board of Professional and Ethical

Standards de EUA, con quien me formé como hipnóloga autorizada, requisito indispensable para complementar la técnica de BGV.

- Y por supuesto, **a mi familia** y los **seres queridos de mi entorno**, quienes han sido tan consecuentes, dándome apoyo y estimulo durante todos estos años.

Gracias de corazón.... A todos...!!!

¨Creer en nuestros propósitos, significa creer en nosotros mismos, creer que podemos ver más allá del horizonte, creer que podemos hacernos el mejor regalo, que es…. AMARNOS¨

# CAPÍTULO 1

## Reto permanente

El sol apenas se asoma por el horizonte, cuando se inicia la actividad. Un nuevo día comienza. Esta vez hay una diferencia. Cada persona que se prepara para venir a nuestro encuentro tiene un reto por delante y la vida es eso, un permanente reto.

Cuando tenemos conciencia de eso, nuestra vida cambia y un nuevo reto significa la disposición a emprender el camino hacia metas perfectamente definidas. Por eso todos llegan llenos de entusiasmo; como hormiguitas salen del ascensor, suben por las escaleras, comienzan a hacer una larga cola llena de colorido, de nuevas ganas. Allí se mezclan las caras de angustia, de expectativa, la mirada interrogante. Todos sienten una gran curiosidad que, además, se vuelve cosquilleo en las manos y en el estómago.

Unos cuantos llegan en grupo, comentan, se ríen, se hacen fotos. Quizá ésta sea la última foto donde se vean gordos, así que hay quienes posan a conciencia, seguros de que si están allí, es porque están dispuestos a ganar la batalla. La actividad comienza, la cola empieza a correr a una velocidad asombrosa. Todos realizan su registro. En esa planilla quedará asentada la historia, los kilos con los cuales se inicia el proceso. Esa planilla representa el encuentro con lo que somos. ¿Y después? El peso. Sobre un fondo que bien podría ser utilizado por los más espigados modelos se hace realidad la situación, hay que enfrentarse al número que arroja la balanza. Testimonio puro para el futuro. Hay quienes sonríen, hay quienes mantienen un gesto serio, hay quienes se sienten tímidos ante la mirada de quienes esperan.

A todos les hemos pedido venir con ropa cómoda. En el teatro hace frío. Entran y escogen el sitio que consideran ideal según sus intenciones. Hay quienes desean protagonizar y hay quienes prefieren pasar desapercibidos y buscan las últimas sillas; lo cierto es que en este proceso, todos son nuestros grandes protagonistas.

Una gran pregunta flota en el ambiente, es natural. Tienen años luchando con la gordura y ya no saben qué hacer. Aunque existe el concepto popular del gordito feliz , todos sabemos que eso no es más que un dicho porque la gordura siempre trae consigo dificultades, para caminar, en la respiración, en la movilidad e incluso en la autoestima.

Por más que nos lo repitan una y otra vez, la verdad es que cuando estamos gordos y alguien se ríe cerca pensamos que es de nosotros. Nos angustia mucho el tema de la ropa. Es muy difícil conseguir algo con lo que nos sintamos satisfechos, alegres y bien vestidos. ¿Por qué? Porque no es fácil aceptar que mientras los demás tienen de donde escoger, *el gordito* se tiene que conformar con lo que hay. Igual nos pasa con los zapatos, porque los pies de los gorditos se inflaman, crecen por la gordura y nos van limitando cada vez más. Vestirnos bien nos gusta a todos. A menos que estemos deprimidos o tengamos nuestra estima por los suelos.

Además, este tema en lo particular termina convertido en un círculo vicioso y entonces vemos  mujeres muy bellas que sólo se visten con grandes batolas, porque no consiguen nada más y  hombres con la camisa por fuera o con los pantalones caídos. Todos estamos seguros de que en esas condiciones no nos vemos bien cuando nos paramos frente al espejo.

Si has decidido que llegó el momento de tomar acciones que te ayuden no sólo a bajar de peso, sino a lograr unas mejores condiciones de vida, entonces te conviene la Banda Gástrica Virtual. Los resultados se ven porque el paciente se conecta con nuestro planteamiento desde el primer día de su taller, pero ésta no es una carrera de velocidad, no es un maratón, no se trata en lo absoluto de una competencia; por el contrario, hay que tener claro que debemos asumir un trabajo de detalles para cambiar nuestra actitud. Hay que cambiar de adentro hacia fuera, porque uno de los problemas que está claro es que las personas gordas no *comen*, sino que *tragan*. Eso no sólo tiene que ver con la cantidad de comida, sino con la velocidad que se emplea al comer: los gordos comen muy rápido. Si logramos cambiar adentro, nuestra forma de pensar, seguro lograremos también cambiar nuestra apariencia.

Por otra parte tenemos que entender que no hay alimentos malos, los excesos son los que nos van a llevar a la obesidad. Las personas engordan porque comen mucha cantidad de comida o comen poco, pero mal.

¿Qué vamos a hacer entonces?

# Vamos a aprender a comer bien

## ¿Por qué comemos?

Pensando en todo lo que hacemos durante el día (caminar, correr, saltar, pensar...) y en lo que realiza nuestro organismo (respirar, oír, ver...) mientras la sangre circula por el cuerpo realizando funciones importantísimas, comprendemos que nuestro organismo funciona continuamente, hasta cuando dormimos. Nuestro cuerpo no descansa jamás, si nos referimos a todo lo que tiene que hacer para mantenernos saludables y vivos. ¿Lo habías pensado alguna vez?

Para poder efectuar ese trabajo constante nuestro cuerpo necesita de energía, una energía que sólo le proporcionan los alimentos. Por esto el hombre, como todo ser vivo, necesita alimentarse para reponer las pérdidas de materia viva consumida por la actividad del organismo. Comer, entonces, debería significar reponernos, prepararnos nuevamente. Entre los alimentos y nuestro cuerpo pasa exactamente lo mismo que sucede entre un carro y la gasolina. Cuando el combustible se acaba, el carro se detiene; es por ello que no podemos esperar a que eso suceda y cuando observamos que el nivel de gasolina ha disminuido, vamos a la estación de servicio y llenamos el tanque de nuevo.

El símil es muy bueno, porque vale la pena hacer referencia a que, por otra parte, si la gasolina no es buena, si está contaminada, el carro comenzará a fallar, e incluso se pueden dañar algunas de sus piezas. Entendemos entonces que la comida es un conjunto de sustancias que consumimos en distintos momentos a lo largo del día y ellas son los que nos nutren, las que nos proporcionan la energía necesaria para mantener activas todas las funciones del organismo. Así es como, volviendo a la importancia de la alimentación, tenemos que entender que nuestro cuerpo, para poder producir, exige las sustancias necesarias para la formación de nuevos tejidos: él se encarga de transformar la energía contenida en los alimentos en calor, movimiento y trabajo.

Comer...comer… siempre es una aventura, un descubrimiento. La comida tiene tantas variantes, como poblaciones distintas hay en el mundo. Los olores, sabores, ingredientes, la apariencia, todo varía y se convierte obviamente en una tentación. Esas variantes son las que contribuyen a que cada uno de nosotros tengamos costumbres distintas que influyen en nuestra forma de alimentarnos. La formación familiar es un elemento indiscutible de cómo comemos. Dentro de esta forma de ver las cosas, también distinguimos lo social y lo económico. En lo social destacamos como factores de influencia la religión, la educación familiar e inclusive los factores ideológicos. Y en lo económico, igualmente, conseguimos variantes de importancia que influyen en la forma como nos alimentamos, qué alimentos compramos o qué tipo de comida nos podemos pagar para elegir un restaurante o el lugar donde comeremos de forma más o menos habitual.

Es así como la comida no sólo se mantiene como la fuente que nos suministra la energía para seguir viviendo, sino que socialmente ha adquirido cierto valor que nos hace reunirnos en torno a la mesa para compartir, para socializar, para intercambiar. La comida se ha vuelto un "premio" al comportamiento. La comida se ha convertido en el "mejor cierre" para un buen negocio. La comida es el centro de una festividad, de una reunión familiar. También encontramos referencias religiosas, ya que en cada religión hay costumbres y tradiciones relacionadas con la comida que se mantienen generación tras generación.

Podríamos decir que todo eso está muy bien, porque forma parte inmediata de nuestro entorno y podríamos fácilmente adaptar sus requerimientos y condiciones a nuestras propias necesidades, pero a eso hay que agregarle que a veces relacionamos la comida con otras situaciones, con nuestros estados emocionales, con nuestras angustias y decepciones. A veces, inclusive, comemos para complacer a otros, para competir, o para demostrar algo. Y por si fuera poco somos capaces de comer porque nos sentimos solos, porque hemos sufrido un abandono o porque estamos tristes. Todas estas son formas de acercarnos a los alimentos que consumimos desde el lado del riesgo, casi que desde el peligro, ya que cuando comemos bajo parámetros que no son los correctos nos hacemos daño, nos provocamos enfermedades y a veces, incluso hasta la muerte.

## ¿Lo virtual es cosa del futuro?

Pues no, es un asunto actual, porque el futuro es hoy. Esa es la realidad. La definición de la palabra "virtual" está muy asociada con aquello que no tiene una existencia aparente. ¿Cómo es eso?, se preguntarán muchos, y la respuesta está en que es lo opuesto a lo real, a lo físico. En términos mucho más sencillos podríamos decir que lo virtual no existe, porque no lo podemos palpar. Sin embargo es algo real, sobre todo en aquellos procesos ligados a la tecnología donde el término *virtual* se usa para referirse a algo que ha sido construido a través de formatos digitales.

En nuestro caso, hablemos de que lo virtual tiene que ver con la imaginación, así que juntos vamos a imaginar la colocación de una banda en nuestro estómago, una banda que nos permitirá reducir el espacio y por lo tanto nos conducirá a comer menos. Todo esto se trata de la posibilidad de aceptar nuestra propuesta a imaginar, y partiendo de este concepto tan sencillo, podremos entender mucho más el acercamiento a un proceso que nos cambiará la vida para siempre. A veces no aprendemos si no es a través de nuestra propia experiencia, sin embargo vale la pena escuchar cuando hay muchas voces señalándonos el camino.

## Un año tan especial como todos

¿Cómo soñar con lo mejor?.. Sólo soñando con lo mejor y aceptando que nuestros sueños pueden hacerse realidad, lograremos nuestro propósito, siempre con mucho trabajo de nuestra parte.

**"Hay que confiar en nosotros mismos"**

# CAPÍTULO 2

## TESTIMONIOS

Mi nombre es Carla Gómez: Tengo 32 años y mido 1.65 m de estatura. Hace 2 años, después que nació mi niña, quedé con sobrepeso. Hacía dieta pero me rendía a los pocos días. A continuación les contaré mi experiencia con la Banda Gástrica Virtual: Todo comenzó un día en que fui a comprar un pantalón y pedí la talla que usaba hasta ese momento pero resulta que había aumentado una talla más. Fue cuando entendí que había que hacer un cambio en mi vida. Volví a buscar información en Internet y vi tantas dietas que no sabía cuál escoger. Así llegué a la página de Banda Gástrica virtual. Había un taller programado para el 23 de Junio 2012 y sin pensarlo mucho tomé la decisión de inscribirme. Sólo le comenté a mi esposo y a mi mamá que realizaría este taller. Como todo, tenía mis dudas y leí todos los testimonios para decidir seguir adelante.

Llegué temprano ese sábado 23 de junio al centro comercial, donde me sorprendió la cantidad de personas que se encontraban haciendo las colas para anotarse y pesarse. Cuando llegó mi turno, la muchacha me indica 93.5 kg. Yo quedé en blanco porque pensaba que era menos .No era persona de pesarme todas las semanas. Entonces, con más ganas entré al taller a prestar atención a todo lo que indicaran.

Cuando llegó la sección de hipnosis me relajé, me quité los zapatos, traté de estar lo más cómoda en el asiento.

Recuerdo que me dormí, hasta soñé. Cuando me desperté todavía no había terminado la sesión y me quedé con los ojos cerrados escuchando hasta el final.

Ese día en la noche estaba invitada a un cumpleaños donde había pasapalos de todas clases. Les confieso que era adicta al refresco. Todo lo que comía lo acompañaba con un vaso de refresco. Pensé *¿qué estoy haciendo? En la mañana fui a un taller y ahora estoy aquí comiendo todo lo que me ofrecen.* ¡YA BASTA! Era el momento de tomar en serio mi cambio. Desde ese día dejé de tomar refresco, de comer dulce, y todo lo que contuviera grasa.

Empecé a escuchar los CD todos los días. Cambié la forma de pensar sobre la comida, empecé a comer despacio y bajar los cubiertos. Ahora, cuando hago la compra la mayoría de los productos son vegetales, frutas, productos bajos en grasa; empecé a tomar jugos naturales sin azúcar y a beber mucha agua.

Yo trabajo en una oficina y allí los dulces de panadería y las chucherías abundan entre los compañeros. A todo le digo NO GRACIAS y les digo que si quieren regalarme algo pueden traerme una fruta. Así comprendieron que no es que estoy haciendo dieta, sino que estoy aprendiendo a comer sano.

Todos los miércoles reporto mi peso en la página de internet. Han pasado 3 meses desde que realice el Taller. Hoy 26 de septiembre de 2012 fui a la oficina a pesarme, el resultado una vez que me monté en la balanza fue de 76.9 kg. He bajado 16.6 kg sin esfuerzo, sin sacrificios, no he pasado hambre.

Sólo aprendí a cambiar mi mentalidad sobre la comida. ¡Estoy muy Feliz!!!!!Realmente la BGV sí funciona. Sólo hay que confiar en nosotros mismos. Ahora sí fui a comprar un pantalón una talla más pequeña que la del principio. Continuaré hasta llegar a la meta que me propuse. Gracias a Granya y a todo su equipo por darles a tantas personas esta oportunidad de cambiar su vida.

¡ÁNIMO, QUE SÍ SE PUEDE!

## Muy contenta

Mi nombre es Lorelis Landaeta. Tengo 27 años y mi estatura es de 1.62 mts. El día que asistí al taller pesaba 67.4 Kg. A continuación mi experiencia: "El sábado 28 de julio asistí al taller de la banda gástrica virtual, estuve atenta a la charla y en el momento de la hipnosis decidí acostarme en una de las colchonetas que proporcionaban. Al empezar la hipnosis realicé la relajación, me sentí excelente y descansada pero luego de un rato mientras iba avanzando sentí que volaba y me asusté; como era de esperarse, me desconcentré. Después de ese momento escuché todo lo que decía el audio, pero estuve pensando que era muy malo el hecho de que no me fuera a funcionar todo aquello; no me dormí y mi cerebro estaba saboteando el proceso.

Yo nunca me visualicé en un colchón que me absorbía, ni en un paisaje, simplemente estaba ahí acostada escuchando todo, sólo noté que no podía moverme ya que mis piernas pesaban mucho. Luego llega el momento en el que se coloca la banda gástrica, en ese momento tampoco visualicé la luz ni las manos que salían de la luz y se introducían en mi estómago, pero pasó algo, en el momento de colocar la banda gástrica sentí un dolor agudo en mi estómago, empecé a sentir gases y fue bastante extraño porque pensé que si no había visualizado nada no sabía qué pasaba. Luego recordé que la licenciada Granya había indicado que esas sensaciones de dolor y gases podían suceder. Me veo entonces sobre la colchoneta, con dolor de estómago y sin poder moverme, pensando en que como que sí había funcionado algo la hipnosis.

Se termina la hipnosis y me siento desorientada y mareada. Termina el taller y continúo muy mareada todavía.

Yo había asistido con una amiga y lo primero que hicimos al salir fue comparar lo que sentimos. Nos habían dicho que no lo hiciéramos pero fue inevitable, fue lo primero que hicimos al vernos.

Yo le comento a mi amiga que nunca visualicé nada pero que sentía mucho dolor y mareos, ella si lo visualizó todo pero no sentía dolor. Vamos camino a la casa. Ella es mi vecina también y le comento a modo de broma que si siente hambre se presione el estómago y presioné el mío. Entonces es cuando me doy cuenta de que me seguía doliendo el estómago y me sentí rarísima porque yo estuve escuchando todo y no entiendo hasta ahora como fue que sentía ese dolor y me había funcionado la reducción de estómago.

Llegamos a casa y veo que en realidad a la hora de almorzar me llené con muy poquita comida, mucho menos de la mitad de lo normal. Desde ese momento empecé a comer mucho menos y a llenarme con poco. Mi vida cambió, mi desayuno es una rebanada de pan con queso y jamón porque dos rebanadas son mucho para mí, mis porciones son reducidas, ya no puedo comer una milanesa de pollo entera, me como la mitad o menos y a veces dejo comida porque es mucho.

Luego de unos días empecé a tener ciertos problemas de ansiedad, pero no comía dulces que era lo que mi cerebro me pedía y empecé a desesperarme un poco. Bueno, hubo un día en que me comí una torta riquísima de chocolate pero la compartí con mi novio. Tengo que comentar que antes de asistir al taller comía muchísimas chucherías y dulces, el chocolate no podía faltar en mi cartera y compraba muchas galletas.

Pasan dos semanas y media desde el día del taller y voy a la consulta de control a hablar con la licenciada Granya por mi problema de ansiedad. Ella lo primero que hace es pesarme y mi gran sorpresa es que de 67.4 Kg pase a pesar 61.6 Kg. ¡ Rebajé 5.8 Kg en dos semanas y media y sin pasar hambre!!! Casi lloro de la emoción y le di un gran abrazo. Estaba y estoy muy feliz y satisfecha, en ese momento que vi mi peso sentí una gran motivación, no sólo de continuar con todo el proceso sino de mejorar mi vida y alimentación para que la gordura no vuelva a mí.

Yo escucho los CD todos los días. Dejé el azúcar y sólo tomo agua, mi problema de ansiedad lo controlo comiendo chocolates sin azúcar y frutas como me los recomendaron. Estoy sumamente feliz y satisfecha porque mi vida cambió para bien y me siento mejor conmigo misma. Siempre había sido una persona delgada pero había engordado 13 Kg sin darme cuenta porque comía muchísimo. ¡Hasta le estaba quitando la comida a mi novio!, me da pena admitirlo, pero es verdad.

Gracias a este tratamiento sé que llegaré de nuevo a mi peso de siempre y sin pasar hambre, que es lo que me encanta de todo esto. Ya mis tías al verme no me dirán que estoy gordísima y que me cuide porque voy para 30. Estoy muy, muy contenta y de verdad …¡ muchísimas gracias por existiiiiiir!

## Sí es Verdad

Mi nombre es Egly Santaella y el de mi hijo Edison Sánchez .Quiero dar mi testimonio porque hice el taller junto con mi hijo el 26 de marzo. Antes de ese día fuimos juntos a nutricionistas, nutriólogos muy buenos todos, pero el gran problema no eran ellos, sino, lamentablemente, nosotros. Cuando decidí hacer el taller realmente era yo sola, después me puse a pensar en intentarlo con mi hijo. Lo vi como una buena oportunidad, hablé con él y se emocionó. Me dijo: sí mamá. Ese día tanto él como yo estábamos llenos de expectativas. Hicimos el taller muy esperanzados..

Al salir de allí él se sentía algo raro y yo estaba con el estómago revuelto, ¡horrible!. Empecé a notar la diferencia en todo porque mi hijo que era súper comelón no pudo tomarse una sopa. Pensé: *debe ser el malestar*, y yo de verdad con el estómago revuelto ni la probé.

Hoy ha pasado un mes y 9 días. Mi hijo empezó con un peso de 112.7. Hoy 4 de julio de 2012 tiene un peso de 103.3. Eso quiere decir que ha bajado 9.4 kg y les puedo asegurar que no tiene mal humor y que está contento. Yo empecé con un peso de 96.6 nunca se me olvidará. Hoy 4 de julio de 2012 estoy en 88.4 he bajado 8.2 kilos. Escuchamos los CD de día y de noche. Eliminamos muchas cosas, pero siento que es porque ya no nos provoca. La ansiedad desapareció y sigue desapareciendo. El fin de semana fui a un resort donde todo es incluido y me pasó algo insólito, el estómago no lo soportaba. No soportaba ver como las personas se llenaban los platos y repetían y yo me preguntaba ¿Dios cómo pueden comer tanto?

Granya, mil gracias. Les digo a los que están por comenzar con este tratamiento que sí se puede. Sí se logra. Hoy con lágrimas en mis ojos -tanto mías como de mi hijo- les digo que **"Sí es verdad "**. Granya, mil gracias.

## Armario en Recuperación

Mi nombre es Yenny Vivas, realicé el taller el domingo 18 de marzo del 2012 con 83,4 kilos, con un armario en el que ya nada de lo que tenía me servía y con problemas en la columna. Hoy, dos meses después, he perdido 10 kilos, he recuperado parte de mi armario y mi dolor ha ido desapareciendo progresivamente. Tengo 31 años, 6 años de casada y pesaba en aquel entonces 60 kilos. Durante mi primer año de matrimonio aumente 10 kilos. Con mi primer embarazo, hace casi tres años, aumenté 5 más. Hace nueve meses nació mi segundo hijo y sólo seguí aumentando de peso a pesar de la cuarentena, el dar pecho, el ajetreo.

El día del taller, no quise comer la galletica que nos dieron durante el receso. Al salir decidí destapar el empaque y me sorprendí mucho porque al ver la galleta sólo me vino a la mente "no me interesa" acompañada de una sensación de llenura a pesar de que había desayunado a las 6 de la mañana. Sólo piqué la mitad y dejé que se derritiera en mi boca. Al llegar a casa me serví la comida en un plato pequeño y poca cantidad ya que no tenía apetito. Desde ese mismo día comencé aplicar los tips. Tres días después, el miércoles 21 no salía de mi asombro porque ¡había pedido 3 kilos! ¡Eso fue una maravilla! Y semana tras semana estaba más contenta porque mi ropa comenzó a quedarme de nuevo.

Decidí hacer el taller porque la mitad de mi vida la he pasado haciendo dietas, pero al dejarlas aumentaba nuevamente de peso; vivía en un constante efecto rebote. El traumatólogo me indicó bajar de peso porque aunque no tengo hernias estoy propensa a padecer de ellas si no actuó rápido; los dolores eran insoportables y al levantarme por las mañanas lo hacía con media espalda dormida, al igual que mis manos y parte de los brazos.

Los testimonios me dieron ánimo. Aunque mi esposo y mis padres al principio dijeron que perdería mi dinero, me apoyaron. Yo les decía que era imposible que toda una sala de cine estuviera siendo estafada. Aparte ya tenía un año viéndola ( a Granya) en varias entrevistas por televisión. Realmente usted me trasmitió mucha confianza y cuando ingresé a su página web quedé mucho más convencida. No estoy haciendo dieta. Como lo que me gusta, **"no tengo ansiedad, no tengo cambios de humor, no tengo una rutina de ejercicios"**, pero voy a pie a buscar a mi hijo al colegio y cuando lo llevo me regreso caminando a casa. A mi otro bebé lo debo llevar a terapia dos veces por semana y tampoco uso casi la camioneta.

Cuando tenemos reuniones familiares no he dejado de comer, solo que antes podía llegar a comer hasta 5 o más pasapalos por bandeja y ahora sólo como uno o máximo dos, y unas tres o cuatro cervezas. La torta "para llevar" siempre termina comiéndosela mi esposo. Mi dolor de espalda ha ido desapareciendo. Ya casi siento mi espalda normal al levantarme y no me despierto a media noche con las manos engarrotadas. El día de las madres, todos estaban asombrados y fue cuando les hable de la BGV.

Realmente la BGV si funciona, solo hay que confiar en nosotros mismos, tomar un momento para nosotros, vivir nuestro proceso como usted lo dijo en el taller. Estoy agradecida con usted y todo su equipo de trabajo. Que Dios los bendiga. Espero pronto ir a pesarme y que me saquen mi tercera foto con los otros 10 kilos menos. Besos.

# Bella y Sana

Mi nombre es Aracelys Cedre y me coloqué la Banda Gástrica Virtual el 4 de febrero de 2012. Quiero decirle que estoy muy feliz porque usted y su equipo de chicas me han ayudado muchísimo. La conocí en persona el 15 de enero de 2012 cuando fui a consulta porque necesitaba ayuda para adelgazar, ya que pesaba 100 kilos y me sentía muy mal. Estaba deprimida y muy molesta conmigo misma por haberme permitido engordar de esa manera. Realmente comía muy mal y en cantidades espantosas. Cuando llegué allí esos quince minutos hablando con usted increíblemente me abrieron totalmente los ojos y supe que había llegado al lugar correcto. Desde ese 15 de enero comencé el plan de alimentación que usted me indicó. Fue bastante difícil pero no me rendí, me inscribí para realizarme la Banda Gástrica y el sábado cuatro de febrero me la realicé. Mi sorpresa fue que cuando me pesaron allí antes de entrar a la sala porque pesaba 92 kilos: había perdido ocho kilos solo siguiendo sus indicaciones de la mejor manera posible.

Luego del implante, ese mismo día llegué a mi casa y al principio no sentí gran diferencia, pero al día siguiente me di cuenta de que algo había cambiado. No me cabía mucha comida, estaba satisfecha con bastante poco. Desde ahí hasta el día de hoy todo ha sido maravilloso, seguí perdiendo peso poco a poco hasta que siento que ya estoy en un peso en el que me siento muy bien. En este momento peso ochenta kilos y tomando en cuenta mi estatura que es de un metro ochenta y dos, creo que ese peso está bastante bien. Me siento muy contenta, mi autoestima ha aumentado mucho. Me siento bella y sobre todo sana. Mil gracias por todo su apoyo y su ayuda Besos y mucha felicidad para usted.

## Los secretos

¡Hola! Mi nombre es Dayana Elizabet Vanegas Aguinagalde . Nací en Caracas el 2 de mayo de 1980 y creo que ese mismo día inicio mi glotonería, por lo que todos cuentan que  las enfermeras me mantenían con teteritos de suero para calmar mi hambre (loquito, pero cierto... jajaja...). Crecí gordita, disfrutaba al máximo comer, es algo tan normal para mí como que una persona es blanca, otra morena o una alta y una baja. El detalle importante es que siempre supe que era muy bonita y presumía o sacaba provecho de eso, adicional  a que me encanta la moda y tengo una buena estatura  e imagen .

En el año 2007 empiezo a ver la posibilidad de someterme a una cirugía bariátrica ya que solo tenía 27 años y pesaba casi  117 kg. En aquel momento no lo logro, pero vuelvo a intentarlo en mayo de 2009. Para esa fecha ya pesaba los 130 kilos o casi, cuando un día en septiembre de 2009 por la radio escuché la promoción de BGV. Decido intentarlo para ver qué opciones me daba.

Cuando llego a la sesión me encuentro con aproximadamente doscientos gordos (en mi mente doscientos espejos de mi...). A cada uno lo detallaba y me decía a mi misma: *"Yo soy bonita... No me veo así...creo que no necesito esto... Nooooo, yo me arreglo a la moda...".* La verdad , me dio pena estar allí.

En el taller la energía fue muy especial y motivante: puedo decir que mi concentración fue alta, tanto que mi cuerpo hacia sólo lo que una voz suave y segura le ordenaba. Quince días después echándome porras, escuchando los CD's, tuve mi primer control nutricional (al fin alguien me entendía que disfruto muchísimo el comer, que me encanta la comida y que necesito controlarme sin hacer una dieta extrema ni de miss...); así comencé a sentir confianza en mí y a formar una conexión especial con Granya, mi *hada madrina.*

Ella me enseñó que la fuerza y control estaba en mí, que sí puedo comer en plato pequeño y satisfacerme, que no requiero pasar el día comiendo, aprendí a hacer ejercicios sin que fueran una tortura y hasta empezó a gustarme. En conclusión, aprendí a **"confiar en mí"**.

En el primer año perdí 20 kilos, en el segundo otros 20 kilos, así me mantuve por unos tres años y medio; confieso que había unos  kilitos -aproximadamente unos 3 a 5 -que iban y venían, pero intentaba que se fueran rapidito.

Con toda la motivación que tenía quería llegar a mi peso ideal y así mantenerme en el tiempo. Decidí en julio 2013 someterme a una Cirugía Bariátrica. Por el peso que ya tenía no era una paciente que requería dicha cirugía, pero el doctor Salinas quien tenía mi historia clínica desde el 2007 y conocía todo el proceso y lo positivo que ha sido en mi BGV, aceptó practicarme un By-Pass. Hoy tengo más de 6 meses de operada y desde el primer día escucho los CD's de BGV con los que reafirmo el proceso que vivo, me relajan y ha sido muy sencillo ya que antes de operarme aprendí a comer en poca cantidades varias veces al día, seleccionando comida nutritiva, baja en grasa y azúcares.

Mi experiencia con BGV es una de las mejores decisiones que he tomado en la vida. El secreto o los secretos son dos: escuchar los CD's y **"confiar en mí"**.

# Ahora duermo plácidamente

Mi nombre es Ileana Raven y deseo compartir con ustedes que desde que hice el Taller de la Banda Gástrica Virtual he dejado de tomar pastillas para dormir. Estaba usando Vuscobras, Valeriana y SleepAid; éstas las tomaba el 80% de los días y ahora duermo plácidamente con la voz de Granya. Adicionalmente a esto en tan sólo 12 días he perdido 5,700 kg, lo que me hace muy feliz. Seguiré trabajando hasta obtener mi meta ¡ Gracias por todos los beneficios!

## Un Nuevo Estilo

Buenas noches. Soy C.L., de 41 años de edad, realicé la hipnosis de la familia de la Banda Gástrica Virtual, el día sábado 26 de Mayo. Acudí por la preocupación de que estaba ganando peso por duplicado después de cada dieta que realizaba. Sólo tengo cinco días de evolución, de reprogramación de mis hábitos alimenticios y estilo de vida. Ya sentía ahogo al acostarme a dormir y desde el mismo sábado al comenzar a escuchar las grabaciones, regalándome un rato de mi propio tiempo y empezando a quererme comencé a descansar, a dormir tan relajada que se me pasa la hora de despertarme, en lo cual siempre había sido muy puntual: 5:30am a 6:30am. Primera vez que esto me sucede, me está comenzando a quedar holgada la ropa, cambié mi mentalidad y comencé un nuevo estilo en casa.

## Tic Tac

Mi nombre es Adriana Rodríguez. Mi estimada Granya, espero te encuentres bien. Te cuento de mi experiencia después de la maravillosa sesión de hipnosis del sábado 06 de febrero: Granya, me he sentido tan bien!!!! El sábado salí del centro comercial como si estuviera saliendo del quirófano toda mareada y con dolor de cabeza, llegué a mi casa y de inmediato incluí los CD s en mi Ipod. Te cuento que la terapia del día es súper práctica porque la escucho en la camioneta en que viajo desde Guarenas hasta Caracas y me siento de lo mejor. El de la noche te cuento que cuando lo escucho llego despierta hasta los tic tac del reloj y después de ahí no he sabido que más dice. Me despierto bien animada y hay algo de lo que sí me he dado cuenta: que me quiero mucho más ¡Qué éxito de verdad!!!

Hoy miércoles me toca pesarme, lo que a mí me estresaba horriblemente. Con decirte que en mi casa no existen básculas de ningún tipo y hoy decidí comprarme una!!! Granya, me acabo de pesar. El día sábado pesaba 98,800 kg. ,y hoy a menos de una semana te puedo decir con gran orgullo que peso 95,100 kg. (3,700 menos) esto para mí es un éxito único, porque no sólo he perdido peso, sino que no he pasado hambre ni ansiedad, que era lo que me estaba matando. Recuerdo que te dije la vez que nos conocimos que esta era mi última opción y de verdad te digo que va a ser así, porque voy a seguir haciendo mis cositas sin prisa pero sin pausa. Te mantendré informada de mis progresos. Gracias, Granya. Dios te bendiga.

Cambiar la mente, cambiar de pensamientos es la manera de cambiar los problemas a los que nos enfrentamos en nuestra vida

## Fortaleciéndome

Mi nombre es Patricia Rauchman. Mi peso hoy es 77,300Kg , o sea, 1,800 Kg menos que el sábado! (79,100Kg). Estoy muy emocionada. Quisiera compartir con ustedes algunos detalles de mi experiencia. El sábado salí cansadísima y un poco desorientada de la instalación de mi Banda Gástrica Virtual. Supongo que mis neuronas no encontraban sus sinapsis frecuentes, mi vida giraba en torno a la comida.

Estoy comiendo como un tercio de lo que comía antes, en cuanto a volumen. Con respecto al contenido, como carbohidratos sólo en la mañana y la grasa (aceitico de oliva) lo uso súper medido donde antes era muy generosa.

Cuido lo de los cubiertos, los bocados pequeños, lo de los líquidos- poquitos con la comida y mucho durante el día -, uso platos pequeños. De merienda me como un poquito de patilla. No tengo hambre, no tengo ansiedad y ya me siento linda.

Estoy optimista con respecto al resultado final. Mis puntos de quiebre son la tercera semana y el tercer mes, pero todavía falta. Si tienen sugerencias para fortalecer la banda aun más se lo sabré agradecer. Seguiré en contacto.

## Una rebaja de 30 kilos

Mi nombre es Hernán Torres. Hoy, después de reafirmar que he rebajado más de 30 kilos, me decidí a hacer ejercicio. Puede que la opción que resolví tomar no fuera las más correcta ya que tengo encima 8 hernias, pero lo hice y de camino a Sabas Nieves, ¡Si, Sabas Nieves!*, en este trayecto, pude hacer tiempo para reflexionar.

En julio del año pasado pesaba 165 kilos con 600 gramos, ¡Qué bárbaro! Hoy peso 134 Kilos con 400 gramos. Sin embargo, aunque el logro es grande, no he llegado a la meta todavía. Claro está, creo que la salud, la calidad de vida, mis nuevos hábitos alimenticios y la Banda Gástrica Virtual que me implantó la doctora Granya, son más importantes que sabotear mi mente pensando que me falta mucho para llegar a la meta.

Y esa es la reflexión: nos angustiamos tanto por "llegar" que no disfrutamos el camino, pensamos más en cuando pesemos tantos kilos y dejamos de un lado el que comemos más sano, el que respiramos más liviano, el que tenemos menos dolores en las articulaciones, el que cada día nuestra talla es más fácil encontrarla en las tiendas, en el que ahora somos más útiles para la familia, para el trabajo, para la sociedad.

Ánimo, sé que tengo que lograr una meta, pero no me angustio ni me desanimo porque la veo lejos, no, que va, disfruto el camino y me hago acompañar en él por todos mis seres queridos.

Deuteronomio 5,33: Sigan por el camino que el Señor su Dios les ha trazado, para que vivan, prosperen y disfruten de larga vida en la tierra que van a poseer.

# Mi agradecimiento

Mi nombre es Fátima de Yánez: Hola, Granya, un placer enorme en saludarte. Primero que nada agradecerte por las herramientas que me has brindado. Te cuento que todo se ha dado de una manera, a modo de ver, fácil. Por primera vez en mis 33 años he sentido que cambiar mis hábitos alimenticios se me ha hecho tan llevadero.

Anteriormente era tan traumático seguir un régimen alimenticio que enseguida abandonaba la lucha. Pues resulta que ahora no tengo que luchar con nada ni con nadie.

Este tratamiento, que reconozco que al principio hice con un poco de dudas y "a ver qué tal", me ha ayudado de una forma impresionante. Anteriormente vivía con hambre, sólo pensando en la comida,¡ hasta soñaba con ella! Actualmente sólo como porque sé que es necesario para nuestra subsistencia. Como lento, masticando bocado a bocado con la lentitud que se merece, en mí platico chico con poca comida, pero eso sí de calidad: vegetales frescos, proteínas, mis tres comidas y dos meriendas.

Realicé el taller el 22 de septiembre del 2011 con un peso inicial de 99 kg. Al día siguiente puse en marcha todo lo que aprendí. Para el día de hoy 19 de octubre, a sólo 27 días de haber iniciado, he bajado 8 kilos, es decir, peso 91 kg.

Agradezco a Dios cada día por haberte cruzado en mi vida y conocer esta manera de rebajar. De nuevo gracias, Granya.

## Un nuevo estilo de vida

Mi nombre es CARMEN FUENTE. Granya, quisiera compartir mi experiencia contigo, creo que es de provecho para ambas. Buscando alternativas para adelgazar (desde adolescente con problemas de peso) encontré un buen día en la Revista del periódico El Universal una frase: BANDA GÁSTRICA VIRTUAL.

Llamándome mucho la atención la palabra VIRTUAL, comencé a buscar información en la web y afortunadamente te encontré. Me decidí a realizar el taller individual porque quería que fuese muy pronto. Inicié el taller el 12 Septiembre con un peso de 128, 7 kg. (¡Won!, qué auto-sabotaje he hecho). He tomado esto no como un sacrificio, sino más bien como un nuevo estilo de vida donde lo principal soy yo consintiéndome como una niña de 5 años. Escucho los CD diariamente, día y noche.

¿Qué cambios he obtenido? Los siguientes:

- Como en un plato un poco más grande que el de postre y quedo súper bien. A veces hasta dejo comida y la gente a mi alrededor se queda impresionada (Ojo no les comento nada, solo lo sabe mi mayor confidente, mi esposo)

- Antes no masticaba, ahora me preocupo en hacerlo; esto me causa llenura rápido.

- Corto la comida con cuchillo; ya cuando voy por la mitad me cansé de comer y me siento llena.

- Ingiero menos líquido con la comida. Sólo algunos tragos. Antes eran dos o tres vasos de jugo con las comidas. No ingiero azúcar

- Uso la herramienta importante de apretar mi banda gástrica cada vez que tengo ataques de hambre, pero esto casi ya ni lo uso, no me hace falta. Ya la comida "No me interesa"

- Y lo más importante: me siento feliz, cómoda, es el método que buscaba luego de haber pasado por infinidad de dietas con los mejores. De veras comprendí lo que es el cerebro, si no se trabaja no se logra.

## Gracias a ti que estás en mi camino

He comenzado a usar la autosugestión para otras fases de mi vida y de veras funciona, es lo máximo. ¿Qué me falta? Probablemente organización para mi rutina de ejercicios lo reconozco. Nunca me gustó hacerlos pero en eso estoy trabajando. BAJÉ 3,5 EN TRES SEMANAS en medio de tres reuniones familiares súper importantes Y LOGRÉ disfrutar sin sacrificios, sin CULPAS.

Sé que el camino es largo y que muchos opinarían que la única opción que me queda es la cirugía, pero no es así y esto es un reto para mí y así será. "Lo lograre y sé que cuento con tu apoyo en este largo camino. Por ahora pienso solo en mi primera etapa".

¡Gracias, muchas gracias!

## Excelencia: Un cliente satisfecho

Mi nombre es Nelly Torrealba. Antes que todo deseo agradecer a la licenciada Granya, al personal que la acompaña, a la licenciada Jenny, esa dedicación que tienen hacia nosotras las personas que sufrimos de síndrome metabólico.

Nunca había bajado de los 100 Kg. Me acostumbré a estar gordita y sufrir las humillaciones de los demás, en las tiendas de ropa sobre todo. Leí mucho sobre la

Banda Gástrica Virtual y realmente, aunque no he bajado los suficientes kilos, he logrado estimular el metabolismo, no comprar compulsivamente para meter en la nevera, como poco, oigo religiosamente mi CD en la noche y en la mañana, ya que son relajantes y ayudan a pasar una buena noche relajada y un excelente día sin pensar en la comida. Realicé el curso el 16 de Julio y he rebajado 5 Kg., que a la fecha son buenos.

Cero refrescos, cero dulce, cero comer chatarra. Es excelente. Yo lo hice por cuestiones de salud y desespero, porque todos los métodos que había utilizado habían fallado por no ser persistente. Yo se lo recomiendo este taller, porque aprendes definitivamente que hay que comer para vivir, no vivir para comer y que la ansiedad se puede superar con esta hipnosis que es excelente. La recomiendo 100%. A los seis meses de los resultados quiero volver a vivir la experiencia del implante para estar segura de que siempre estaré dentro del peso normal que realmente necesito.

Espero publique esta experiencia ya que aunque, repito, lo mío ha sido lento se debe a que no es fácil para nadie bajar los kilos que acumulaste durante tantos años. Granya, excelente y exprésale a tu personal que la excelencia es un cliente contento y satisfecho.

# CAPÍTULO 3

## Las preguntas que nos formulamos todo el tiempo

Mirarnos en el espejo puede ser un acto mágico que nos diga lo que verdaderamente llevamos por dentro.

## ¿Qué es la obesidad?

Hay personas que comienzan a engordar y no se dan cuenta de lo que les está ocurriendo. Fácilmente podrían convertirse en personas obesas, desarrollando un comportamiento frente a la comida que los atrapa, casi convirtiéndolos en víctimas de sí mismos. Uno de los problemas radica en el hecho de que preferimos negar lo que consideramos como negativo para nuestras vidas, asumimos que nada malo nos puede pasar y entre esas negaciones fácilmente nos topamos con el sentimiento de que nunca llegaremos a ser obesos.

Entre las causas de esa negación está el hecho de que a ningún ser humano le gusta admitir que está enfermo y la obesidad es una enfermedad. Una enfermedad que deforma nuestro cuerpo, porque comienza a producir exceso de tejido adiposo. El tiempo comienza a pasar, preferimos ignorar la situación y el tejido va en franco aumento sin que nada lo detenga.

El peso debe tener una relación directa con nuestra estatura: cuando nuestro cuerpo sobrepasa en un 20% la relación que se establece entre esos dos parámetros, hemos llegado a la obesidad. Este no es ni será el único problema. El tema está en que la obesidad traerá con ella una caja de desagradables sorpresas , entre las cuales podemos tropezar con las enfermedades cardiovasculares, la hipertensión y la diabetes, por nombrar sólo algunas.

Además de entender que el tema del sobrepeso va ligado a la mala alimentación, no olvidemos que existen una serie de causas que contribuyen al desarrollo de la obesidad.

* **Metabólicas:** No todas las personas consumen la misma cantidad de calorías en sus actividades diarias. Es decir, el consumo de energía para que el cuerpo pueda mantener su temperatura corporal y llevar a cabo sus procesos metabólicos es diferente en cada persona. Recordemos que la energía que consumimos

proviene de los alimentos que ingerimos y que esa transformación es la que se conoce como proceso metabólico.

**\* Psicológicas:** Existen diversas teorías al respecto. No todos coinciden en que haya causas psicológicas que conduzcan a la obesidad, ya que hay posiciones que indican que es a la inversa, que los obesos, una vez que han engordado comienzan a tener problemas emocionales. Sin embargo, no podemos obviar que existen situaciones de carácter emocional, como ya lo hemos dicho, que nos conducen a consumir más alimentos de los que necesitamos. ¿Qué quiero decir con esto? Todos los alimentos que no son asimilados por nuestro cuerpo en su proceso metabólico están de más y son justamente esos los que propician la gordura. Después de entender esto, yo propongo que no obviemos lo psicológico, porque tiene una incidencia muy importante en las personas que aumentan de peso.

## Sociales

La sociedad tiende a rechazar a la persona obesa y ese rechazo produce ansiedad. En esos casos nos enfrentamos a una situación similar a del perro que se entretiene mordiéndose la cola, porque la ansiedad conduce a la persona a comer cada vez más. Entonces,

---

lo social es sin duda un ámbito con mucha influencia en el individuo, adicionando a esto el que muchas relaciones interpersonales se originan a partir de encuentros que giran en torno a la comida y a la bebida, lo cual no favorece a quien trata de iniciar un cambio de hábito en sus procesos de alimentación.

## Sedentarismo

La sociedad contemporánea suele ser víctima de este mal por la falta de espacio y por el trabajo cada vez más tecnificado, que exige muchas horas de labor detrás de un escritorio y frente a una pantalla. La mayoría de las personas consumen sus alimentos y vuelven inmediatamente  a sus sillas, lo cual no le da oportunidad al organismo de quemar lo consumido. La falta de ejercicio gana terreno a favor de la gordura.

Además de estas causas que contribuyen a la gordura y que son por todos las más conocidas,  existen las neuroendocrinas que son aquellas que surgen de la forma en que se establece la relación entre nuestro sistema nervioso y la producción de las hormonas. En esa relación nos conseguimos con muchos factores, a saber:

## Enfermedad de Cushing

Las hormonas aparecen a veces con sus cargas negativas. La aparición que se conoce como cortisol, a causa del estrés, eleva el nivel de azúcar en la sangre, y por supuesto contribuye a cambiar la relación de nuestro organismo con las grasas, proteínas y carbohidratos. Afecta al sistema inmunológico de manera tal que el cuerpo se ve afectado por la hinchazón.

## Hipotiroidismo

Su relación con la gordura se produce porque reduce la velocidad con la que nuestro cuerpo quema las calorías. Hasta los latidos del corazón se mueven más lentos. Esa lentitud nos lleva a acumular las calorías y a engordar. Se produce normalmente por una baja producción de la hormona tiroidea.

## Síndrome de Ovario poliquístico

Obviamente es un síndrome que afecta a las mujeres a partir de un trastorno endocrino que causa desequilibrios hormonales. Afecta los ciclos menstruales, genera la producción de quistes y dificultad para el embarazo.

## Medicamentosas

El consumo de algunos medicamentos puede contribuir al aumento de peso, entre ellos se encuentran los que tienen como base la cortisona y algunos antidepresivos.

En conclusión, existen muchas causas que pueden contribuir a la obesidad. Son tantas que a veces pueden estar influyendo varias al mismo tiempo, lo que hace aún más difícil su tratamiento. Por ello es importante entender que cuando nuestra gordura se convierte en la protagonista de nuestra vida algo no está bien y hay que buscar solución de inmediato. Ya la búsqueda de las razones, la solicitud de ayuda y el inicio de un tratamiento significan un cambio de actitud. Ese es el primer paso para alcanzar nuestros objetivos.

A veces las respuestas a nuestras interrogantes están tan cerca de nosotros- en nuestro plato, en nuestro vaso, en la taza de café - que las ignoramos.

# Cuando el cambio llega

Descubrirnos como que si nos viéramos por primera vez, trae consigo mucha sabiduría. No la dejes escapar.

Como los alimentos son lo principal en este proceso, es muy importante que tengamos claro que por su origen se clasifican en tres grupos:

· Los de origen vegetal: verduras, frutas, cereales.
· Los de origen animal: carnes, leche, huevos.
· Los de origen mineral: aguas y sales minerales.

"Cada uno de estos alimentos
proporcionan a nuestro organismo sustancias
que le son indispensables
para su funcionamiento y desarrollo".

**Estas sustancias son:**

-Los Carbohidratos (pan, harinas, azúcares, pastas), de alto valor energético.

-Las proteínas (carnes, huevos, lácteos, legumbres) necesarias para el crecimiento y formación de los tejidos.

-Los lípidos (grasas y aceites) productores de energía.

-Aguas y sales minerales en proporciones variables para el equilibrio de las funciones del organismo.

-Las vitaminas, sustancias químicas complejas, en cantidades mínimas, pero indispensables para el buen estado del organismo.

Y si queremos entender aún con más claridad los efectos que cada una de estas sustancias provoca en nuestro organismo, los describimos así:

## Carbohidratos

El grupo de los hidratos de carbono está formado principalmente por azúcar, almidón, dextrina, celulosa y glucógeno, sustancias que constituyen una parte importante de la dieta de los humanos y de muchos animales. Los más sencillos son los azúcares simples o monosacáridos, que contienen un grupo aldehído o cetona; el más importante es la glucosa. Dos moléculas monosacáridas unidas por un átomo de oxígeno, con la eliminación de una molécula de agua, producen un disacárido, siendo las más importantes la sacarosa, la lactosa y la maltosa.

## Proteínas

La función primordial de la proteína es producir tejido corporal y sintetizar enzimas, algunas hormonas como la insulina - que regulan la comunicación entre órganos y células-, y otras sustancias complejas que rigen los procesos corporales.

## Grasas

Las grasas son importantes en la dieta como fuente de energía, ya que producen 9 Kcal por gramo. En los países desarrollados, el 40% o más del consumo total de energía suele proceder de las grasas. Es un porcentaje superior a lo que se considera recomendable para la salud. El consumo excesivo de grasas está asociado a la obesidad, a enfermedades de corazón y vesícula biliar y a algunos tipos de cáncer.

## Minerales

Los minerales inorgánicos son necesarios para la reconstrucción estructural de los tejidos corporales, además de que participan en procesos tales como la acción de los sistemas enzimáticos, contracción muscular, reacciones nerviosas y coagulación de la sangre. Estos nutrientes minerales, que deben ser suministrados en la dieta, se dividen en dos clases:

macro-elementos, tales como calcio, fósforo, magnesio, sodio, hierro, yodo y potasio; y micro-elementos, tales como cobre, cobalto, manganeso, flúor y zinc.

## Vitaminas

Son compuestos orgánicos que el cuerpo necesita para el metabolismo, para la protección de la salud y para lograr el crecimiento adecuado en los niños. Las vitaminas también participan en la formación de hormonas, células sanguíneas, sustancias químicas del sistema nervioso y material genético. Las diversas vitaminas no están relacionadas químicamente, y la mayoría de ellas tiene una acción fisiológica distinta. Por lo general actúan como catalizadores, combinándose con las proteínas para crear metabólicamente enzimas activas que a su vez producen importantes reacciones químicas en todo el cuerpo. Sin las vitaminas muchas de estas reacciones tardarían más en producirse o cesarían por completo. Sin embargo, aún falta mucho para tener una idea clara de las intrincadas formas en que las vitaminas actúan en el cuerpo.

## El agua

El agua es un elemento esencial para un adecuado funcionamiento del organismo. Constituye entre el 50 y el 75 % del peso corporal. Entre sus funciones vitales contribuye a eliminar las sustancias tóxicas del cuerpo. Transporta por el cuerpo los nutrientes y es el medio donde se desarrollan todos los procesos químicos del cuerpo. Ayuda a mantener la temperatura y la hidratación constante de la piel.

## El Alcohol

Las bebidas alcohólicas suministran calorías con pocos o ningún nutriente; el consumo excesivo es perjudicial para la salud. Es recordable beber con moderación, hasta 2 vasos diarios para el hombre y 1 vaso diario para la mujer.

# CAPÍTULO 4

## Banda Gástrica Virtual BGV

### ¿Qué es eso?

La pregunta de las cuarenta mil lochas puede traer consigo una respuesta que nos cambie la vida para siempre.

Me imagino que cuando escuchas hablar de Banda Gástrica piensas inmediatamente en operación quirúrgica, en la que todos sabemos que colocan: una banda de silicona ajustable alrededor de la boca del estómago. Pues nosotros, en cambio, hablamos de una banda gástrica *virtual*.

La Banda Gástrica Virtual es un nuevo tratamiento que reúne la hipnosis y la reprogramación subliminal. Es la forma de cambiar desde adentro la forma de comer, bajar de peso y no volver a engordar.

# ¿Qué es la Hipnosis?

Sobre la hipnosis hay muchas historias y cuando se habla de que recurrimos a ella, hay gente que siente temor. Es natural, porque somos propensos a sentir temor ante lo desconocido. Sin embargo, la verdad es que lo primero que hace el terapeuta es llevarnos a un estado profundo de relajación en el cual simplemente podemos asimilar ciertas órdenes, porque somos más propensos a dejar a un lado las trabas que puede poner nuestra voluntad.

La hipnosis nos ayuda a alcanzar un estado mental específico, a través de una serie de sugestiones que pueden actuar como modeladoras de cierta conducta.

## ¿Qué es la reprogramación subliminal?

En estado de hipnosis llegamos al sub-consciente. Una serie de frases las cuales se escuchan de forma repetida llegan al fondo de nuestra mente y se ubican allí. Con ello estaremos programando ideas o cambios que permitirán que actuemos de forma distinta a como lo hacemos comúnmente.

# ¿Qué técnica utilizamos?

Cuando hablamos de Banda Gástrica Virtual (BGV) hablamos de utilizar para ello la hipnosis. La hipnosis produce un estado de relajación en el cual se nos permite que al suministrar información al sujeto ( paciente) ésta se grabe en el subconsciente. ¿Por qué? Muy sencillo: está demostrado que nuestro cerebro genera ondas que nos llevan a distintos estados. Ellas son: Gamma en el consciente, Beta en el inconsciente, Theta y Delta, en medio de las cuales se encuentra el estado Alpha que nos coloca en una situación de relax, es decir de relajación mental y muscular, en el que se produce la imaginación y la lucidez creadora. Asimismo se logra una mayor memoria, la asimilación y capacidad de estudio, por lo que es ideal para proyectar autosugestiones y comportamientos.

¿Qué hacemos entonces? Te invitamos a relajarte, con lo cual es de suponer que al tomarte la relajación en serio, estás disponiéndote a recibir la información necesaria. Toda la información que se suministra en ese momento va siendo grabada por el inconsciente. A este proceso de suministrarte una información motivadora y eficaz, es lo que llamamos dentro de nuestra propuesta *estado de hipnosis*.

# Cambios de hábitos

Nuestra propuesta a través de esa información es lo que nos ayuda a tener un cambio de hábitos. Es por ello que con mucha frecuencia la hipnosis se utiliza para ayudar a las personas a dejar de fumar, en terapias para controlar el dolor e incluso en casos que ayudan a superar problemas de origen emocional.

# ¿Qué hacemos entonces?

En el momento en que nuestro paciente se encuentra relajado comenzamos a narrar su operación. No olvidemos que está comprobado que nuestro cerebro trabaja con imágenes y que mientras mayor capacidad tenemos de ver las mismas, con más certeza creeremos en ellas, así que te vamos a ayudar a visualizar que te estamos operando por laparoscopia y que logramos colocar en la parte superior de tu estómago una banda de silicona que lo divide en dos. La parte superior será la que te permitirá retener los alimentos consumidos pero la parte inferior es aquella que a través de la abertura con que se comunica con la parte superior se irá llenando lentamente. Es así como se logra una sensación de saciedad. De esta forma hemos realizado una operación virtual.

¿Cuáles son los efectos de una operación virtual, para colocar la banda gástrica virtual?

Los efectos son que el paciente no tolera grandes cantidades de alimentos, tiene que masticar muy bien la comida y tiene que hacer varias comidas de pequeñas cantidades durante el día. Es decir, lo que hago es un tratamiento psicológico para el sobrepeso. Se busca que el paciente se identifique con los alimentos saludables. Hay que entender de qué se trata el proceso de nuestra alimentación, por ello nos empeñamos en dar una clara explicación sobre el tema del metabolismo y sobre la Serotonina.

## ¿Qué es el Metabolismo?

El metabolismo es el conjunto de procesos y transformaciones químicas a través de las cuales se renuevan las diversas sustancias en nuestro organismo. El metabolismo se activa una vez que comemos porque con la digestión se produce el proceso de reabsorción y de transformación de las sustancias alimenticias. Como el proceso de metabolismo está ligado a la ingesta de alimentos, es muy importante entender que cuando nos levantamos cada mañana, el metabolismo no se activará hasta que desayunemos.

Cuando tardamos de dos a tres horas para desayunar sube la hormona que frena el metabolismo. Todos necesitamos desayunar al levantarnos, pero si las proteínas no entran por la boca el cuerpo empieza a "auto-devorarse".

Una vez que uno desayuna si el desayuno tiene más de 15 gramos de proteínas el motor del cuerpo se acelera, los alimentos se transforman en calor en vez de ser almacenados, (cuando se almacenan se engorda) y la temperatura del cuerpo se eleva.

Por otra parte, la Serotonina son neurotransmisores que se encuentran en el sistema nervioso central y que tienen que ver con el estado de ánimo. La deficiencia de la Serotonina produce ansiedad por comer carbohidratos, dolores de espalda y cansancio, mala memoria, disminución de la libido, insomnio, dolor de cabeza, estreñimiento e inflamación de estómago.

## Descubriéndonos a nosotros mismos

Contarte lo que me pasa es mucho más que un secreto a voces, es invitarte a vivir un cambio.

# Las diferencias

¡Ah, qué importante son las diferencias! Por eso trabajamos mucho en tratar de explicar a cada uno de nuestros pacientes las diferencias que existen entre las proteínas y los carbohidratos, porque cuando se tiene clara conciencia sobre ellos se puede entender cuáles son los alimentos que nos quitan el hambre y cuáles son los alimentos que nos engordan. Cuando el paciente tiene esto claro sacará un mejor provecho a la lista de alimentos para adelgazar, que le entregamos como parte de las herramientas que debe manejar.

Conocernos significa también brindarnos la oportunidad de buscar nuevos caminos que mejorarán nuestra calidad de vida y la forma de relacionarnos con nosotros y con los demás.

# Peso Ideal

Nadie puede decir "estoy gorda" o "estoy gordo" si no conoce su peso ideal. Es decir, la cantidad de kilos que según su estatura, sexo y edad debe pesar. Esto es muy importante, porque conociendo estas cifras, aprenderemos a calcular, cuánto debemos pesar y será el primer paso para evitar las comparaciones y las situaciones que tienden a generarse al estar desinformado.

El peso ideal de cada persona viene marcado por su constitución corporal, es decir que interviene en ello, su edad, su estatura y su sexo. La Organización Mundial de la Salud ha propuesto un índice para determinar estas situaciones, el cual se conoce como Índice de Masa Corporal. Este índice está conformado por un cálculo que se representa mediante una pequeña formula, con la cual se busca establecer la relación real entre todos estos factores. Recordemos que no sólo la obesidad es un problema, también lo es la delgadez extrema la cual es igual de peligrosa.

En conclusión, el verdadero objetivo es definir ese peso ideal y a partir de allí, iniciar el proceso de encontrarnos con la forma más sana de hacer frente a nuestra alimentación.

Así que lo que vamos a lograr es que te reconcilies con los alimentos saludables, y tengas un conocimiento pleno de la calidad de la alimentación, sin hacer dieta. Esta técnica de la banda gástrica virtual de la cual te hablo en el presente libro, es tan poderosa que si el paciente quiere y acepta estas sugestiones hipnóticas, va a lograr un importante resultado, pero tienes que tener la mente abierta para el cambio. Lo importante de esta técnica es que no tiene el efecto de rebote y habrás logrado vencer esos kilos de más, sin sentir que estás prisionero en la cárcel de las dietas.

# CAPÍTULO 5

## Muchas voces…
## Muchas experiencias

Siempre hay una oportunidad para descubrirse de nuevo

### Un ¨*no*¨ a los saboteos

Mi nombre es Stefanie Schreyer de El Tigre, Estado Anzoátegui, Venezuela. Después de hacer el taller noté mucho la diferencia al comer. Ese día en la noche no pude comerme una arepa completa y eso que tenía un hambre fatal!!!!!!!!. Al llegar a mi casa encontré muchos saboteadores: mis suegros regresaron de Margarita y trajeron quesos de todo tipo( pensé que era mi fin), pero noté que no me importaba verlos en la nevera ni despertaban esa ansiedad en mí, así que seguí adelante . Me pesé el miércoles 31- 08 y pesé 111.650 kg. Me alegré puesto que mi peso al hacer el taller fue de 112.900 kg. Poco a poco he ido educando mi comer y lo que más me impresiona, a mí y a mi familia, es la capacidad de decir *no, eso es mucha comida*. Pronto publicaré mi súper mega foto del antes y el después.

La quiero mucho, doctora; mil bendiciones para usted y todo su equipo... Besos.

## Gratificación personal

Mi nombre es Gustavo Delgado. Por medio de estas líneas quiero dar mi testimonio sobre la Banda Gástrica Virtual. Todo comenzó con una revista de Impacientes en la cual vi el anuncio sobre el método. Esa misma tarde llamé para obtener más información del tratamiento, me dieron los datos necesarios y se lo comenté a mi esposa. Fue cuando tomamos la decisión de hacer el taller para el día 16 de Julio.

Ese día llegamos temprano a Los Naranjos (en Caracas)y allí nos pesaron. Gran sorpresa: ¡pesaba para ese entonces 103 Kg! Después de cinco semanas con el tratamiento me siento muy bien: he bajado 8,8 Kg. Estoy muy animado a seguir bajando de peso. Es una manera fácil y muy sencilla de lograrlo, pues únicamente hay que escuchar los CD S de día y noche, bajar los cubiertos mientras como, disminuir las cantidades de alimento comiendo en plato pequeño y evitando la ingesta de líquidos durante las comidas. En unos meses podré hacerle honor a mi apellido y no me llamarán más *gordo*.

## Regalo del Universo

Mi nombre es Lucia., cuando asistí al taller pesaba 126,800 Kgs. Hoy, con tan solo un mes del implante, ya bajé "siete kilos y medio" ;"realmente estoy feliz" . Ahora sí creo en mí, porque he tenido fuerza de voluntad y ,como leí en un testimonio, se debe tener la mente abierta.

Cambié hábitos: como en plato pequeño, mastico mucho, como despacio, tomo mucha, pero mucho agua. De verdad que doy las gracias a Dios todos los días, a mi madre por haberme enseñado la publicidad de la BGV, y a Granya por ofrecerme esta nueva forma de vivir. De verdad que el universo le entrega a uno lo que se pide con el corazón . Recuerdo haberle dicho a mi mamá un día : " Ya estoy cansada de hacer esfuerzos innecesarios, de buscar la forma de hacerme un bypass gástrico o una banda gástrica sin tener resultados positivos, no me voy a operar. Necesito que me hipnoticen el estómago y me cosan la boca…¡y a los pocos  días mi mamá me enseñó la revista! De verdad que gracias. Muy agradecida.

# Sí se puede

Mi nombre es Yaritza Alcalá y quiero contarles que a tan solo 11 días de haberme hecho el implante ya he logrado liberar 5 kilos , y no solo eso... sino que era adicta al chocolate y ahora ni me provoca. De verdad ni yo misma me reconozco, aunque sí estoy convencida de que es cierto y funciona. Bebo agua, como en plato de postre, mastico despacio, bajo los cubiertos y me alimento sana y balanceadamente. Lo único que necesitas para lograr tu objetivo y llegar a la meta deseada es tener la mente abierta y positiva¡ Sí se puede y sí funciona!

## Como una aventura

Hola, Granya. Mi nombre es Tania Escobar, tengo 43 años, realicé el taller el día sábado 28 de mayo. Me enteré de la BGV por la revista Estampas (desde hace meses) y me decía: voy a llamar, y pensaba ¿será verdad? ¿me funcionará? hasta que una amiga (Raquel Castellanos, que también hizo el taller con su hija Kristina Briceño y le va muy bien) me invitó a almorzar por mi cumpleaños (22 de abril) y me comentó que se había inscrito para hacer el taller y me alentó, ya que juntas habíamos probado un montón de dietas, rebajábamos y al dejarlas aumentábamos el doble. Total que me inscribí y ha sido uno de los días más maravillosos de mi vida. Cuando estábamos en el taller seguí todos tus consejos y la verdad me dormí profundamente, sólo sentí la boca seca y unas ganas horribles de toser (de hecho me desperté y tosí mucho) pero respiré profundo, me concentré y continué. A los pocos minutos nos informaste que ya había terminado, increíble, sólo sentí que había cerrado los ojos un par de minutos, sentí más largos los minutos que estuve tosiendo. El testimonio de otra chica me dejo en shock, no podía creer que fuese ella. Al terminar, nos fuimos al CC Plaza Las Américas (Caracas) disque a almorzar, pero no teníamos "nada de apetito", no podíamos creer que funcionara tan rápido, pero como no habíamos comido nada desde las 6:00 a.m., nos decidimos por unas ensaladas pequeñas. Comimos sin ganas. Esa noche, el saboteador que tengo en la casa (mi esposo) se estaba burlando de mí: que había perdido mi plata, que no entendía por qué fui, si yo estaba bien como estaba …y me dio un chocolate (soy adicta al chocolate). Pues me comí mi mini-porción del día. He escuchado juiciosamente mis CD en el día y la noche, y he estado muy bien. No he pasado nada de hambre. Todo a pesar de mi saboteador que me compra chocolates casi todos los días y que ya está entendiendo que no me los voy a comer. El miércoles fui a tu consultorio al control de peso y cuando miré la balanza no lo podía creer, pese 82.500Kgs., bajé 2.700 en 4 días, ya que pesaba 85.200 Kg. El sábado 28 de mayo, me

---

recomendaste que me hiciera Carboxiterapia y Lipomassage. Ya me hice 2 sesiones. Las chicas que tienes allí son una maravilla de atención. Muchísimas gracias por todo.

## Lo que no puedes dejar de leer

Aquí te encontrarás con algunas de las entrevistas que he atendido a lo largo de estos años en los que ha aplicado la Banda Gástrica Virtual.

Hemos trascrito algunos fragmentos de ellas, con el objeto de complementarte la información que hemos recopilado en el libro. No debes dejar de leerlas, porque estoy segura de que en ellas encontrarás nuevos elementos que refuercen tu decisión.

# Entrevista en CNN

Fecha 30/09/2013

Hora: 8:30 PM

Canal: CNN en Español

Programa: Cala

ISMAEL CALA: En la próxima hora un tema de mucho interés para las personas que tienen sobrepeso, exploramos una nueva técnica para bajar esas libras demás y usted sacará sus propias conclusiones sobre la Banda Gástrica Virtual.

Mi primera invitada es licenciada en nutrición y dietética en su natal país Venezuela, tiene un postgrado en ciencias de alimentos, también una certificación para practicar hipnosis, además de ser terapeuta autorizada de Banda Gástrica Virtual; laborar que aplica en su trabajo diario para personas que tienen sobrepeso y con la que supuestamente se puede perder peso trabajando la mente bajo hipnosis.

Mi segundo invitado asegura que esta técnica prácticamente le salvo la vida ya que por su sobrepeso su salud se deterioró gravemente, lo que lo llevo a una cirugía de corazón abierto.

Mi tercer invitado es un médico cirujano experto en cirugía bariátrica y nos explica todo el proceso, los beneficios y contras de esta operación.

Bienvenidos Granya González, José Luis Pérez y el Dr. Raúl Rosental por toda esta hora interactiva de Cala y en el aire ya.

Estos temas nos interesan a todos porque ¿quién no tiene sobrepeso? Quizás en su familia, en su círculo más cercano hay alguien que quiere encontrar solución a su problema de salud. Nosotros vamos a conversar sobre ¿Qué cosa es la Banda Gástrica Virtual? Debo confesar que escuché por primera vez de esto a través de Chuchi, una de mis productoras, y bueno justamente hoy nos vamos a ilustrar más sobre este tema. Granya González está con nosotros en la mesa, Granya un placer.

GRANYA: Gracias, encantada de estar aquí en tu programa.

ISMAEL CALA: El placer es mío y yo estoy realmente curioso, todo oídos de escuchar tu testimonio sobre la Banda Gástrica Virtual....- Muy bien, y dicen que la fe mueve montañas y yo digo que la mente mueve no solo montañas sino el universo entero si así nos lo proponemos. Definitivamente nuestro cerebro es uno de los órganos del que menos conocemos y al que menos le sacamos provecho. Yo creo que si uno llega a saber programarse y se mentaliza para lograr lo que quiere, se puede lograr, si usted visualiza realmente su ser cumpliendo metas, yo le aseguro que con la fuerza del pensamiento y la determinación en ese objetivo lo va a lograr. En la mente tenemos un aliado poderoso, pero lamentablemente la mayoría de las ocasiones no le sacamos el mejor provecho y lo que es peor aún, no alimentamos nuestros propios pensamientos hacia lo positivo y sucumbimos en pensamientos y sensaciones que nos hacen daño, que nos frenan, que nos enferman, que nos angustian y por consiguiente sufrimos las consecuencias. A veces nosotros mismos ponemos las piedras en el camino precisamente porque así lo pensamos, y si lo pensamos, lo creemos, lo damos por hecho. Creo firmemente señoras y señores, que si trabajamos pensamiento y mente alcanzaremos todo lo que quieras en la vida.

ISMAEL CALA: Yo le pregunto ¿Cree usted en el poder de la mente? ¿Alguna vez se ha visualizado en una situación que se ha hecho realidad? ¿Cree usted en el poder de la sugestión y la hipnosis? Bueno, si alguna de estas respuestas le intrigan, verdad, porque no tiene la respuesta exacta yo le invito a escuchar a nuestro invitados. Granya Terapeuta autorizada en este proceso que se llama Banda Gástrica Virtual del cual yo quiero, Granya, que conversemos, porque mucha gente dice:

¿De dónde sale esto?

¿Cómo se crea esta posibilidad de una Banda Gástrica Virtual?

GRANYA: Banda Gástrica Virtual es un tratamiento psicológico para adelgazar, porque el hambre no está en el estómago, el hambre está en la mente y a través de sugestiones hipnóticas la persona siente que su estómago está reducido de tamaño y va a comer menos. Es algo extremadamente sencillo y es lo que tú estás diciendo, sugestiones hipnóticas pueden poner el pensamiento positivo a funcionar hacia *que yo quiero adelgazar* y al tener el estomago reducido de tamaño voy a comer menos. ¿A quién le sirve esto? Esto le sirve a las personas o que comen mucha cantidad de comida o que comen rápido a deshoras, irregular, o comen por ansiedad o comen mal, porque esas son las 4 conductas que trabaja Banda Gástrica Virtual. Nosotros no vamos a trabajar ninguna otra condición mental, lo que hacemos es reducir el estómago y que la persona que siente que come mucha cantidad de comida va a comer menos porque tiene el estómago reducido, pero puede ser la persona que come mal, irregular, a deshoras o puede ser la persona que come rápido, el 90% de las personas con sobrepeso comen rápido y casi el 100% come por ansiedad.

ISMAEL CALA: Muy bien, hasta allí yo lo entendí y bueno pues, pienso que es posible esto, ¿A quién se le ocurrió este método? ¿Cómo llegas tú a conocer sobre la Banda Gástrica Virtual? ¿Dónde nace?

GRANYA: Me formé con el doctor Scharovsky, uno de los creadores de la Banda Gástrica en Argentina y luego con la doctora Sheila Granger en el Reino Unido. Entonces de los dos polos vienen los conocimiento y yo me formé con ambos. Hace 4 años con el Dr. Scharovsky, hace dos años con Sheila Granger y la verdad es que los dos tienen la misma formación y te dan lo mismo : que a través de sugestiones hipnóticas la persona siente que tiene el estómago más pequeño, que está reducido de tamaño.

ISMAEL CALA: Ah, entonces realmente se produce ese convencimiento a través de la hipnosis durante este taller que ya después me vas a describir y explicar, pero la persona llegar a tener una sensación y un convencimiento de que el estómago se le ha reducido?

GRANYA: Claro, por lo que tú estás hablando, pensamiento positivo, o sea, yo quiero adelgazarme, ya he hecho todas las dietas, ya estoy obstinado de ser gordo y esto me permite darme cuenta de que en mi cerebro está todo, porque qué es lo que hace banda gástrica, lo primero la palabra hipnosis es como el circo : deja de comer, el péndulo, o me van a hipnotizar, o me van a sacar un riñón; esto simplemente es una relajación física, una relajación mental y una vez que la persona esta relajada le hacemos una inducción ¿Cuál es la inducción? Unas manos que vienen como del cielo  traen una banda roja que aprieta el estómago en dos y todo eso es sugestivo; o sea, la mente cura la mente enferma. Si yo te digo a ti "tengo piojos", a lo mejor tú me dices, me pica la cabeza ,o hay personas que de repente yo les hago el ejercicio del limón: imagina que tienes un limón dentro de la boca... y la persona saliva.

ISMAEL CALA: ¿Ah sí?

GRANYA: Claro, es simplemente desarrollar percepciones positivas en relación a lo que yo quiero, que es adelgazar.

ISMAEL CALA: Ahora, ¿Este sistema es infalible? ¿Todo el mundo cae hipnotizado y tiene éxito con este proceso?

GRANYA: Mira, pueden producirse las sugestiones hipnóticas cuando la persona simplemente se relaja. Cuando tu cuerpo se relaja es porque la mente ordena y tu cuerpo se relaja; o sea no es que yo me relajé porque quise, sino porque ya la mente está empezando a funcionar y la persona hace el proceso hipnótico. Puede vivirla de tres maneras distintas: simplemente se puede dormir y hasta roncar y no escuchó absolutamente nada de lo que yo le dije, pero fue directamente a su cerebro y una vez que te hable directamente de los talleres nosotros les damos a los pacientes unos CD que van a escuchar por repetición y eso es lo que nos da el cambio de pensamiento, porque ¿cómo tu le decías a una niño chiquito que no toque? ¨No toque… No toque… No toque…¨ Porque no solo es vivir el proceso, que puedes estar dormido, entre dormido y despierto o simplemente relajado, lo importante es que la persona quiera. Lo que tú estabas diciendo al principio; la mente ordena, yo quiero adelgazar, ¿Cuántas veces no he hecho una dieta? Y la prohibición engendra deseo, entonces no puedo, quiero, quiero, quiero. Con esta técnica nosotros sacamos a las personas de la cárcel de la dieta, porque ningún alimento es malo ni bueno.

ISMAEL CALA: ¿Como que no hay ningún alimento malo ni bueno?

GRANYA: Si no tomas agua te secas, si tomas mucha agua te revientas el riñón. Entonces ¿Qué buscamos...?

ISMAEL CALA: Pero hay grasas malas, los nutricionistas y dietistas, tú lo eres, dicen no puedes comer esto porque tiene grasa mala.

GRANYA: Claro.

ISMAEL CALA: y si te...

GRANYA: Ok y la prohibición engendra deseo, entonces ¿Qué pasa? Que si la persona aprende a comer en menos cantidad, entonces ¿Por qué es mala una hamburguesa? Porque son diez hamburguesas que te comes o a lo mejor, que sé yo, pero si me gusta y tengo deseos de comerla y no me la voy a comer ¿Cuánto tiempo voy a estar sin comérmela? Entonces ¿Qué hace Banda Gástrica? Te permite comer media hamburguesa, que tú te sientes lleno y lo disfrutaste, esas sensaciones, lo que te genera banda gástrica son las percepciones, las personas no necesitan comerse el chocolate gigante, sino el chocolate que te da las percepciones.

ISMAEL CALA: ¿Cuánto años llevas Granya practicando esto? Y ¿Cuál es el porcentaje de éxito que tú has tenido?

GRANYA: Mira ya tengo 4 años en Venezuela, han pasado por mis manos más de 10.000 personas y te puedo decir que más del 65% casi el 70% le funciona, o sea que, la persona está desesperada por adelgazar y ¿Qué es lo primero que hacemos? Quitarle la ansiedad. La persona al no comer rápido y por ansiedad y mejorar la calidad de la alimentación porque sí, les damos calidad de alimentación, pero no prohibiciones, vuelvo y repito las prohibiciones engendran deseo, entonces el tener la facilidad de que yo me voy a adelgazar comiendo menos cantidad, mejorando mi calidad de alimentación pero cuando le provoque algo le hacemos la mini porción degustada. Una vez a la semana tu puedes disfrutar de algo que te guste, eso se lo mandamos al cerebro, porque al cerebro hay que darle lo que necesita, y el necesita y quiere salud, quiere bienestar, quiere adelgazarse, pero hay una parte que dice: Yo quiero un poquito de esas cosas que me gustan y ese poquito te lo comes y no pasa nada.

ISMAEL CALA: Claro, felicidades porque sé que estas cumpliendo años, ayer cumpliste años y te ves espectacularmente reluciente.

GRANYA: 65 años.

ISMAEL CALA: 65 años, felicitaciones Granya, y te pregunto ¿Siempre has mantenido ese peso? Porque se ve que es un peso ideal, saludable, o Banda Gástrica Virtual te sirvió a ti, ¿Alguna vez lo hiciste tú?

GRANYA: Sí, yo lo hice cuando tenía 61 años y pesaba 59 Kilos. Nunca fui gorda, pero los saboteos que tiene la persona en la cabeza puede ser que como ya me estoy poniendo vieja o porque ya soy menopáusica la gente tiende a engordar. Tenía 59 kilos, hice Banda Gástrica en mayo, y en agosto, pesaba 55 kilos y hoy después de casi 4 o 5 años estoy entre 55 y 56 kilos.

ISMAEL CALA: Antes de irnos a publicidad te voy a preguntar, tú me comentabas que el 65% tenía éxito, El otro porcentaje ¿Por qué no tuvo éxito con Banda Gástrica Virtual? ¿Qué pasó?

GRANYA: Porque no creían en sí mismos, lo único que necesita la persona para adelgazar es confiar en sí mismo. Yo te puedo hablar mucho de la técnica, pero si tu no crees que te puedes adelgazar o si tienes demasiados sabotajes, la persona con sobrepeso son reyes del sabotaje, o se sabotean con algo tan sencillo: como yo como en el restaurant todos los días entonces yo estoy gordo, o porque tengo problemas de tiroides o porque tengo problemas de insulina o porque cuando yo estaba chiquito mi abuela me decía: "hasta que no termines de comer no te paras de la mesa". Entonces tenemos conductas aprendidas o tenemos problemas neuroendocrinos que decimos en la cabeza, mira yo estoy gordo por tal cosa, entonces la persona no se quita esa capa que tiene de sabotaje, o hay personas que no se adelgazan porque la grasa es un escudo protector que los ayuda a no tener sexualidad o miedos que tiene la persona, entonces a estos pacientes los mandamos a un especialista para que les atienda el problema psicológico que tienen, pero Banda Gástrica Virtual le funciona al que quiere.

ISMAEL CALA: Hacemos una primera pausa, estoy seguro que mucha gente en casa se pregunta si esto realmente trabaja, porque todo en algún momento trabajamos con eso, con las prohibiciones que engendran deseos, porque es verdad, no funcionamos con las prohibiciones.

Quiero dar la bienvenida al programa a José Luis Pérez quien ha sufrido de sobrepeso prácticamente toda su vida, lo que deterioró su salud al extremo y al punto de ser sometido a una operación de corazón abierto y lo demás. Quiero que José Luis nos cuente durante este segmento de sus 320 libras prácticamente. Un sobrepeso que es bastante considerable. ¿Por qué llegas a pesar tanto?

JOSÉ LUIS: Normalmente cuando somos pequeños en nuestras familias, las madres y el resto de la familia te ven a ti y te dicen, si no estás gordito no eres una persona sana. Evidentemente con eso contamos durante mucho tiempo. En el periodo de mi vida existen muchos desórdenes ya sea por el crecimiento, ya sea por actividades, descontrol de alimentos, llego a tener en varias oportunidades 280 o 290 libras y las bajaba muy rápidamente. Yo le aportaba eso a la juventud porque la juventud, ¡Divino tesoro! Te ayuda muchísimo a esto. Y muchas veces le echamos culpa en oportunidades cuando tienes una relación en la que te libras, o mandas tu fuerza de voluntad con el deseo de seguir en buenas condiciones a pasear

ISMAEL CALA: En la foto en que estabas más joven no estabas con mucho sobrepeso.

JOSÉ LUIS: No realmente no estaba con mucho sobrepeso.

ISMAEL CALA: Tu peso ha fluctuado?

JOSÉ LUIS: Sí, muchísimo. Se debe a razón de que empiezo a dejar el cigarrillo y en el momento en que dejo el cigarrillo, yo no soy bebedor pero bebía casualmente y la dejo en el mismo momento y empiezo a tener un cambio en mi vida de carácter y de comportamiento. Por consiguiente me lleva al hecho de que trato de luchar contra el sobrepeso, entro a infinidad de lugares para hacer infinidad de dietas. Aproximadamente ente 40 y 50 dietas hice. Desde las dietas de las misses a las dietas del agua, la dieta del azúcar. Cantidades de dietas. Y me doy cuenta de que bajo de peso fácilmente, pero en períodos cortos. No más de dos o tres meses; inmediatamente recuperaba el peso y lo recuperaba el doble.

ISMAEL CALA: Claro, porque es una dieta y uno no mantiene un régimen de vida así, constante. Permanente. Ahora bien, José Luis, cuando yo digo aquí en la presentación que tú llegaste a tener graves problemas de salud, ¿a dónde te llevó ese sobrepeso?

JOSÉ LUIS: Este sobrepeso me lleva a una circunstancia donde mi corazón me falla y no tengo ningún problema en dejar atrás lo que llaman anginas de pecho. Como gases en el pecho y gases en la espalda, ya yo había dejado el cigarro, había dejado la bebida. Estaba empezando a tener una vida un poco más normal, pero evidentemente no había controlado la alimentación. Todavía tenía un desorden que me hacía incrementar cada vez más el peso. Llegó un momento en que sentí una molestia muy fuerte en la parte de atrás de la espalda, como que si tuviera un cenicero pegado en la espalda y en ese momento salí en emergencia al hospital donde encontraron que tenía dos válvulas obstruidas. Me hacen un cateterismo y en ese momento encuentran una tercera. Cuando me dicen que las opciones son operación o colocarme una malla, como era joven y mi corazón estaba en buen estado decidí hacerme la operación.

ISMAEL CALA: ¿Qué edad tienes?

JOSÉ LUIS: Tengo 51 y la operación me la hicieron a los 49. Entonces el médico me dijo, estás joven, tu corazón está perfecto, son tus válvulas. Dije: perfecto, doctor, aunque sea una herida en el pecho no me importa, vamos a hacer la operación. Cuando me hacen la operación notan que hay una cuarta válvula que tiene un 90% obstruida. En las edades entre 40 y 50 un ataque al corazón es fulminante. Yo creo que me salvé gracias a Dios que me dio una oportunidad y estoy aquí. Evidentemente con el deseo que tenía de poder perder peso, después que salí de mi operación tampoco perdía peso. Era como una desesperación. La desesperación se volvió como una ansiedad muy fuerte para mí hasta el punto de pensar en una cirugía bariátrica para solucionar mi problema.

ISMAEL CALA: ¿Y te pusiste a buscar alternativas que no fueran cirugía?

JOSÉ LUIS: Nunca le pregunté a ningún médico, nunca le consulté a ningún especialista. Sólo me puse a buscar en la computadora, para ver qué alternativas había, las consecuencias, y escuchaba en la radio y en la televisión en oportunidades a personas que se lo habían hecho. Evidentemente, dentro de mi búsqueda y mi desesperación, porque es desesperante no poder ponerte un pantalón, es desesperante no tomarte una foto porque te ves que pareces una marmota, es desesperante no poder ir a un restaurante a compartir con tus compañeros porque sabes que otros se están burlando. Tu vida se convierte en un conflicto y en un trauma de manera sicológica tan fuerte, que tú ni nadie- considero que nadie en este mundo- puede controlar.

ISMAEL CALA: Acomplejado con tu imagen y tu figura

JOSÉ LUIS: Evidentemente, porque es traumático. Esto conlleva que me comenta una persona muy allegada a mí que existe la posibilidad de hipnosis para dejar el cigarrillo, evidentemente como tú dijiste anteriormente, hipnosis para dejar el cigarrillo suena raro.

ISMAEL CALA: Pero más raro suena Hipnosis con Banda Gástrica Virtual, déjame decirte.

JOSÉ LUIS: Pero yo busqué la alternativa, déjame ver si existe para dejar de perder peso y me pongo a indagar en la computadora, yo no vi televisión, no oí radio, nada. Me puse a indagar, lo que llamamos search en Google, investigar, averiguar y dentro de mis averiguaciones apareció la Licenciada Granya González y me causó curiosidad, mucha información que vi en su página y decidí hacer una llamada como todos hacemos, por curiosidad. Por decir, posiblemente funciona posiblemente no. Vamos a ver qué pasa. Ya yo he probado sopotocientas dietas, una más no me iba a dañar. Llamo con la gran satisfacción que me atiende Soraya Valero que es la asistente de la licenciada Granya y empieza a hacerme preguntas, como un semi-cuestionario para ver si yo calificaba. Evidentemente después que hablamos, que tuvimos una conversación y le expliqué la situación de mi operación, ella me pidió que por favor le diéramos la oportunidad de tener un taller de hipnosis.

ISMAEL CALA: ¿Alguna vez en tu vida tú habías intentado la hipnosis?

JOSÉ LUIS: No, para nada y el temor de saber lo que era hipnosis porque tú ves televisión y ves películas, y ves show donde hipnotizan a las personas, las levantan, las levitan...

ISMAEL CALA: ¿Es lo que haces tú también Granya?

GRANYA: No, simplemente hacemos una relajación física y una relajación mental y después les hacemos las inducciones hipnóticas que te comento y la gente siente y se relaja. Se siente tranquilo y lo importante es que sienten que el estómago está reducido de tamaño

ISMAEL CALA: El que va a esto tiene que ir completamente convencido que esto le va a funcionar.

GRANYA: Si, hace cuatro años cuando yo comencé con esto había personas con más escepticismo, pero en este momento cuando tengo tanta gente a la que le funciona, tanta gente que tú ves caminado por las calles, familiares o amigos tuyos, entonces ya sabes que esto funciona. Y le funciona simplemente al que quiere. Al que tiene la mente lista para hacerlo y hay gente que no le funciona porque no está interesado.

Esa persona que es escéptica no vale la pena que lo haga, que siga haciendo su dieta y suba y baje de peso.

ISMAEL CALA: Ahora José Luis. ¿Qué tiempo llevas tú probando la Banda Gástrica Virtual y realmente has visto resultados.

JOSÉ LUIS: Realmente déjame explicarte algo, yo también tenía escepticismo. Cuando yo llegué al taller, lo hice con un porcentaje de un 60% de creencia en que no iba a funcionar y un 40% de "ya veremos", en el que había gastado un dinero con el que vería si funcionaba o no. Evidentemente cuando llego veo el profesionalismo de las personas con que te atienden, el cariño, la confianza y ese gran deseo que tienen de ayudarte que fue lo primero que sentí. Luego entro a mi taller con la curiosidad de si va a funcionar o no, entonces empiezo a sentir como algo que me apretaba en el estómago y con ganas de vomitar, y yo me pregunto: ¿Qué es esto? Esto no es normal. Yo no he hecho nada, cuando me levanto tomo un poquito de agua y siento deseos de expulsar el agua, como desagrado en la boca del estómago. Me despido y me voy a mi casa. Normalmente yo llego a la casa y digo tengo hambre y me voy directo a la cocina. Empiezo a ver un pollo que había cocinado el día anterior y entonces veo las frutas y empiezo a pensar, pelar la fruta, no, no, eso es demasiado. No tengo hambre. Y eso me pasó por cinco días. Tuve que obligarme a comer algo. Normalmente Granya informa que el plato donde uno va a comer no debe ser un plato grande, sino el mediano que se utiliza para las ensaladas. Yo hasta ahora estoy comiendo en un envase pequeño plástico donde se hacen gelatinas, cantidades pequeñas, y me llenan.

ISMAEL CALA: ¿Y cuánto has perdido?

JOSÉ LUIS: He perdido 26 libras y es increíble, emocionante y agradable ver que después de tres años me pude comprar un pantalón. Yo estaba reacio a comprarme un pantalón, una camisa. Yo no quería hacer el ridículo, menos a ponerme un pantalón que no me entraba por las piernas. Entonces por primera vez, haberlo hecho me llena de ánimo y funciona. Tú tienes que estar claro de que tu mente es muy poderosa y que no le puedes permitir que te controle la vida, al revés tú tienes que controlar tu mente, Y saber que la comida tiene una importancia, pero no es lo más importante en tu vida.

# Entrevista en Telemundo

Fecha: 28-10-2013

Hora: 9.40 a.m.

Canal: Televen

Programa: Al Rojo Vivo

Hay quienes se someten al procedimiento de la banda gástrica para reducir el tamaño de su estómago y rebajar, pero una nutricionista venezolana está ofreciéndoles a sus clientes una Banda Gástrica Virtual. Su técnica consiste en trabajar con el poder de la mente. Ella afirma que el sobrepeso del cuerpo humano sólo se rebaja modificando el pensamiento, reprogramando la mente y eso es precisamente lo que hace con la hipnosis. Situar una banda gástrica imaginaria.

Hace 5 meses Conchita Guevara pesaba 177 libras, un peso no beneficioso para sus 5 pies y 2 pulgadas de estatura: "Toda mi vida he sido gordita. He tenido que luchar con la comida y con la tentación de la comida"

Locutora: Esa lucha también la llama *ansiedad*. Enfermedad que decidió combatir por medio de la hipnosis a través de lo definido en este caso como Banda Gástrica Virtual.

GRANYA: Banda Gástrica Virtual es un tratamiento psicológico para quienes sufren de sobrepeso. Porque el hambre no está en el estómago, el hambre se registra en el cerebro.

Locutora: La operación de banda gástrica instala un anillo de silicona ajustable, alrededor de la boca del estómago, que permite reducir las cantidades de alimento y disminuir el apetito. En el caso de la Banda Gástrica Virtual la hipnóloga certificada en Estados Unidos, Granya González, dice que sucede algo similar.

GRANYA: A través de sugestiones la persona siente que su estómago está reducido de tamaño y come menos.

Locutora: González dice que no se trata de seguir un péndulo ni de payasadas, sino de lograr control mental. De ese modo explica haber logrado que muchas personas hayan bajado hasta 100 libras en nueve meses.

GRANYA: Nosotros hacemos una relajación física. Una relajación mental y después hacemos inducciones. La inducción al cambio de conductas. Que te imagines que del cielo vienen unas manos que te aprietan el estómago, que te aprietan el estómago en dos partes y que eso es lo que vas a sentir.

Locutora: Conchita, el efecto de la hipnosis lo sintió tan pronto llegó a su casa, luego de la terapia. Cuando dices que lo sentiste, ¿qué fue?, ¿fuiste a comer?, ¿abriste tu nevera y dijiste: no... no puedo?

Conchita: Cuando yo me senté a comer, sentí que no me cabía más. Que tenía que comer poquito porque no me cabía. Sentía el efecto en el estómago.

Locutora: Luego de muchas dietas y de pertenecer a una familia con problemas de sobrepeso, Conchita rompió el ciclo. Ha logrado bajar 27 libras y pasó de la talla 14 a la 10.

Conchita: (Muestra un pantalón) Qué felicidad decir que lo usé en el pasado y que ya me queda grande. La banda gástrica se trata precisamente de cambiar tus hábitos alimenticios.

Locutora: La nutricionista dice que hay cuatro razones para estar gordos: Comer mucha cantidad de comida. Poco, pero mal. Rápido y por ansiedad. Por eso, luego del taller ella recomienda a las personas llevar un audio que continua el proceso en casa.

La experiencia, la divulgación y la información son un tesoro.

# CAPÍTULO 6

## Recomendaciones finales

Recomendaciones finales en las que insisto:

Plantearnos llegar a la META significa incorporar nuestra VOLUNTAD a que llegue junto con nosotros.

### Sobre el agua

No olvides nunca que es nuestro nutriente esencial porque constituye entre el 50 y el 75% del peso corporal.

El agua:

❖ Elimina las toxinas

❖ Mantiene la temperatura e hidrata la piel

❖ Regula las funciones intestinales

❖ Previene el envejecimiento

# Sobre el alcohol

❖ Aporta calorías

❖ El consumo excesivo te perjudica

**SOBRE TODO LA CERVEZA, CHAMPAGNE, RON, VINO BLANCO, VINO TINTO, WHISKY, VODKA**

95 calorías, 69 calorías, 125 calorías, 87 calorías, 72 calorías, 98 calorías, 85 calorías

# MENÚS SUGERIDOS

## MENÚ EJEMPLO: DESAYUNO

Con la combinación de estos alimentos puedes prepararte el desayuno perfecto:

- Fruta entera o jugo

- Café con leche descremada (sin azúcar) Yogurt descremado

- Pan integral, galletas de soda

- Arepa o cereal

- Quesos blancos

- Jamón de pavo

- Huevo

# MENÚ EJEMPLO: ALMUERZO Y CENA

Con la    combinación de estos alimentos puedes
prepararte el almuerzo y la cena perfectos:

- Consomé desgrasado o sopa de vegetales

- Pollo, carne o pescado (asado, a la parrilla,
  horneado, a la plancha o guisado)

- Queso, huevo, jamón o salchicha de pavo

- Vegetales crudos y/o cocidos

- Bebidas: sin calorías (agua, cligth, livean,
  limonada)

# MENÚ EJEMPLO: MERIENDAS

Con la combinación de estos alimentos puedes prepararte una merienda perfecta:

- Fruta entera o en jugo (horneadas o compotas naturales)

- Barras de cereal

- Gelatina light

- Frutos secos

- Yogurt descremado, merengadas proteicas, infusiones

- Té, tilos, manzanilla, café.

Recuerda siempre que

**RESTAR…**

es sumar salud.

# Biografía de la Autora

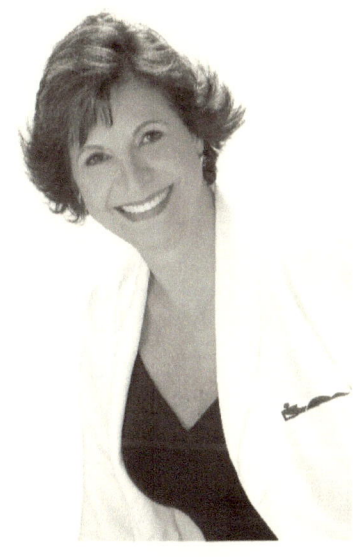

Granya González, Licenciada en Nutrición y Dietética con más de 40 años de experiencia, egresada de la Universidad Central de Venezuela y Postgrado en la Universidad Simón Bolívar, fue miembro fundador del Centro Nacional de Diabetes en Caracas, Venezuela, y creadora del reconocido Centro de Estética Granya González en Venezuela, una institución dirigida al bienestar, la salud y la belleza. Su talento la llevo a ser una de las profesionales más reconocidas dentro de su gremio y llegar a ser panelista de salud de exitosos programas de televisión, tales como "*¡Que Mujeres!*", "*¡Te llego la suerte!*" y "*Vida y Salud*", con una gran audiencia en Latinoamérica junto a destacadas figuras como Elba Escobar, Maite Delgado, Inés María Calero, entre otras. A su vez, Granya González es actualmente Embajadora de la importante firma de belleza "Lancome".

A sus 60 años, Granya González emprendió su más reciente y novedoso proyecto llamado *Banda Gástrica Virtual*. Un tratamiento de hipnosis para adelgazar con excelentes resultados, con más de 10.000 pacientes atendidos a lo largo de estos últimos 8 años en Venezuela, Panamá y ahora en Miami donde está radicada actualmente. A su vez, es autora del libro *Banda Gástrica Virtual: "Un Cambio de Vida"*, una recopilación de sus experiencias y testimoniales con el tratamiento.

En su formación como Hipnóloga, cuenta con las siguientes certificaciones:

- Terapeuta Autorizado V-101 de BANDA GÁSTRICA VIRTUAL. Instituto Scharovsky (Argentina)
- Terapeuta Autorizado de BANDA GÁSTRICA VIRTUAL. Dra. Sheila Granger (Inglaterra)
- Certified Hypnotist, The National Board of Professional & Ethical Standards (USA)

# Currículum Académico y Profesional
# Granya González Gruber

* Licenciada en Nutrición y Dietética, Universidad Central de Venezuela, Caracas, Venezuela

* Postgrado en Ciencias de Alimentos, Universidad Simón Bolívar, Caracas, Venezuela

* Nutricionista, Hospital Universitario de Caracas, Caracas, Venezuela

* Nutricionista, Centro Médico - Docente la Trinidad. Caracas, Venezuela

* Nutricionista, Centro Nacional de Diabetes, Caracas, Venezuela

* Director, Centro de Estética Granya González, Caracas, Venezuela.

* Terapeuta Autorizado V-101 de BANDA GÁSTRICA VIRTUAL. Instituto Scharovsky.

* Terapeuta Autorizado de BANDA GÁSTRICA VIRTUAL. Dra. Sheila Granger.

* Certified Hypnotist, The National Board of Professional & Ethical Standards

*Autora del libro *"Banda Gástrica Virtual, Un Cambio de Vida"*.